DETALLES DEL PROPIETARIO

Nombre:
Dirección de correo electrónico:
Teléfono:
Persona de contacto de emergencia:

DETALLES DEL LIBRO DE REGISTRO

Fecha de inicio del registro:

Fecha de finalización del registro:

Metas para hoy _____ Ⓛ Ⓜ Ⓜ Ⓙ Ⓥ Ⓢ Ⓓ

grupo muscular _____ Peso _____ Fecha y _____
hora
Estirar ◯ Calentamiento _____

Entrenamiento de fuerza

Ejercicio	Colocar	1	2	3	4	5	6	7
	repeticiones							
	Peso							
	repeticiones							
	Peso							
	repeticiones							
	Peso							
	repeticiones							
	Peso							
	repeticiones							
	Peso							
	repeticiones							
	Peso							
	repeticiones							
	Peso							
	repeticiones							
	Peso							

Cardio

Ejercicio	calorías	Distancia	Tiempo

Consumo de _____
agua

Enfriarse _____

Sentimiento ☆☆☆☆☆

notas

Metas para hoy_____ (L) (M) (M) (J) (V) (S) (D)

grupo muscular _____ Peso _____ Fecha y _____
hora
Estirar ◯ Calentamiento_____

Entrenamiento de fuerza

Ejercicio	Colocar	1	2	3	4	5	6	7
	repeticiones							
	Peso							
	repeticiones							
	Peso							
	repeticiones							
	Peso							
	repeticiones							
	Peso							
	repeticiones							
	Peso							
	repeticiones							
	Peso							
	repeticiones							
	Peso							
	repeticiones							
	Peso							

Cardio

Ejercicio	calorías	Distancia	Tiempo

Consumo de _____
agua

Enfriarse _____

Sentimiento ☆☆☆☆☆

notas

Metas para hoy_____ Ⓛ Ⓜ Ⓜ Ⓙ Ⓥ Ⓢ Ⓓ

grupo muscular _____ Peso _____ Fecha y _____

Estirar ◯ Calentamiento_____ hora

Entrenamiento de fuerza

Ejercicio	Colocar	1	2	3	4	5	6	7
	repeticiones							
	Peso							
	repeticiones							
	Peso							
	repeticiones							
	Peso							
	repeticiones							
	Peso							
	repeticiones							
	Peso							
	repeticiones							
	Peso							
	repeticiones							
	Peso							
	repeticiones							
	Peso							

Cardio

Ejercicio	calorías	Distancia	Tiempo

Consumo de _____ agua

Enfriarse _____

Sentimiento ☆☆☆☆☆

notas

Metas para hoy _____ Ⓛ Ⓜ Ⓜ Ⓙ Ⓥ Ⓢ Ⓓ

grupo muscular _____ Peso _____ Fecha y _____

Estirar ◯ Calentamiento _____ hora

Entrenamiento de fuerza

Ejercicio	Colocar	1	2	3	4	5	6	7
	repeticiones							
	Peso							
	repeticiones							
	Peso							
	repeticiones							
	Peso							
	repeticiones							
	Peso							
	repeticiones							
	Peso							
	repeticiones							
	Peso							
	repeticiones							
	Peso							
	repeticiones							
	Peso							

Cardio

Ejercicio	calorías	Distancia	Tiempo

Consumo de _____
agua

Enfriarse _____

Sentimiento ☆☆☆☆☆

notas

Metas para hoy _____ Ⓛ Ⓜ Ⓜ Ⓙ Ⓥ Ⓢ Ⓓ

grupo muscular _____ Peso _____ Fecha y _____

Estirar ◯ Calentamiento _____ hora

Entrenamiento de fuerza

Ejercicio	Colocar	1	2	3	4	5	6	7
	repeticiones							
	Peso							
	repeticiones							
	Peso							
	repeticiones							
	Peso							
	repeticiones							
	Peso							
	repeticiones							
	Peso							
	repeticiones							
	Peso							
	repeticiones							
	Peso							

Cardio

Ejercicio	calorías	Distancia	Tiempo

Consumo de _____

agua

Enfriarse _____

Sentimiento ☆☆☆☆☆

notas

Metas para hoy_____ Ⓛ Ⓜ Ⓜ Ⓙ Ⓥ Ⓢ Ⓓ

grupo muscular _____ Peso _____ Fecha y _____
hora
Estirar ◯ Calentamiento _____

Entrenamiento de fuerza

Ejercicio	Colocar	1	2	3	4	5	6	7
	repeticiones							
	Peso							
	repeticiones							
	Peso							
	repeticiones							
	Peso							
	repeticiones							
	Peso							
	repeticiones							
	Peso							
	repeticiones							
	Peso							
	repeticiones							
	Peso							
	repeticiones							
	Peso							

Cardio

Ejercicio	calorías	Distancia	Tiempo

Consumo de _____
agua

Enfriarse _____

Sentimiento ☆☆☆☆☆

notas

Metas para hoy_____ (L) (M) (M) (J) (V) (S) (D)

grupo muscular _____ Peso _____ Fecha y _____
hora
Estirar ○ Calentamiento _____

Entrenamiento de fuerza

Ejercicio	Colocar	1	2	3	4	5	6	7
	repeticiones							
	Peso							
	repeticiones							
	Peso							
	repeticiones							
	Peso							
	repeticiones							
	Peso							
	repeticiones							
	Peso							
	repeticiones							
	Peso							
	repeticiones							
	Peso							
	repeticiones							
	Peso							

Cardio

Ejercicio

Ejercicio	calorías	Distancia	Tiempo
_____			
_____			
_____			
_____			

Consumo de _____
agua

Enfriarse _____

Sentimiento ☆☆☆☆☆

notas

Metas para hoy_____ (L) (M) (M) (J) (V) (S) (D)

grupo muscular _____ Peso _____ Fecha y _____
Estirar ◯ Calentamiento_____ hora

Entrenamiento de fuerza

Ejercicio	Colocar	1	2	3	4	5	6	7
	repeticiones							
	Peso							
	repeticiones							
	Peso							
	repeticiones							
	Peso							
	repeticiones							
	Peso							
	repeticiones							
	Peso							
	repeticiones							
	Peso							
	repeticiones							
	Peso							
	repeticiones							
	Peso							

Cardio

Ejercicio	calorías	Distancia	Tiempo

Consumo de _____
agua

Enfriarse _____

Sentimiento ☆☆☆☆☆

notas

Metas para hoy_____ Ⓛ Ⓜ Ⓜ Ⓙ Ⓥ Ⓢ Ⓓ

grupo muscular _____ Peso _____ Fecha y _____

Estirar ◯ Calentamiento_____ hora

Entrenamiento de fuerza

Ejercicio	Colocar	1	2	3	4	5	6	7
	repeticiones							
	Peso							
	repeticiones							
	Peso							
	repeticiones							
	Peso							
	repeticiones							
	Peso							
	repeticiones							
	Peso							
	repeticiones							
	Peso							
	repeticiones							
	Peso							

Cardio

Ejercicio	calorías	Distancia	Tiempo

Consumo de _____
agua

Enfriarse _____

Sentimiento ☆☆☆☆☆

notas

Metas para hoy_____ (L) (M) (M) (J) (V) (S) (D)

grupo muscular _____ Peso _____ Fecha y _____
                                                     hora
Estirar ◯ Calentamiento_____

Entrenamiento de fuerza

Ejercicio	Colocar	1	2	3	4	5	6	7
	repeticiones							
	Peso							
	repeticiones							
	Peso							
	repeticiones							
	Peso							
	repeticiones							
	Peso							
	repeticiones							
	Peso							
	repeticiones							
	Peso							
	repeticiones							
	Peso							

Cardio

Ejercicio	calorías	Distancia	Tiempo	
_____				Consumo de _____ agua
_____				Enfriarse _____
_____				Sentimiento ☆☆☆☆☆

notas

Metas para hoy_____ (L) (M) (M) (J) (V) (S) (D)

grupo muscular _____ Peso _____ Fecha y _____
                                                  hora
Estirar ◯ Calentamiento_____

Entrenamiento de fuerza

Ejercicio	Colocar	1	2	3	4	5	6	7
	repeticiones							
	Peso							
	repeticiones							
	Peso							
	repeticiones							
	Peso							
	repeticiones							
	Peso							
	repeticiones							
	Peso							
	repeticiones							
	Peso							
	repeticiones							
	Peso							
	repeticiones							
	Peso							

Cardio

Ejercicio	calorías	Distancia	Tiempo

Consumo de _____
agua

Enfriarse _____

Sentimiento ☆☆☆☆☆

notas

Metas para hoy_____ Ⓛ Ⓜ Ⓜ Ⓙ Ⓥ Ⓢ Ⓓ

grupo muscular _____ Peso _____ Fecha y _____
hora
Estirar ◯ Calentamiento_____

Entrenamiento de fuerza

Ejercicio	Colocar	1	2	3	4	5	6	7
	repeticiones							
	Peso							
	repeticiones							
	Peso							
	repeticiones							
	Peso							
	repeticiones							
	Peso							
	repeticiones							
	Peso							
	repeticiones							
	Peso							
	repeticiones							
	Peso							
	repeticiones							
	Peso							

Cardio

Ejercicio	calorías	Distancia	Tiempo
_____			
_____			
_____			
_____			

Consumo de _____
agua

Enfriarse _____

Sentimiento ☆☆☆☆☆

notas

Metas para hoy _____ (L) (M) (M) (J) (V) (S) (D)

grupo muscular _____ Peso _____ Fecha y _____

Estirar ◯ Calentamiento _____ hora

Entrenamiento de fuerza

Ejercicio	Colocar	1	2	3	4	5	6	7
	repeticiones							
	Peso							
	repeticiones							
	Peso							
	repeticiones							
	Peso							
	repeticiones							
	Peso							
	repeticiones							
	Peso							
	repeticiones							
	Peso							
	repeticiones							
	Peso							
	repeticiones							
	Peso							

Cardio

Ejercicio

	calorías	Distancia	Tiempo

Consumo de _____ agua

Enfriarse _____

Sentimiento ☆☆☆☆☆

notas

Metas para hoy_____ Ⓛ Ⓜ Ⓜ Ⓙ Ⓥ Ⓢ Ⓓ

grupo muscular _____ Peso _____ Fecha y _____

Estirar ◯ Calentamiento_____ hora

Entrenamiento de fuerza

Ejercicio	Colocar	1	2	3	4	5	6	7
	repeticiones							
	Peso							
	repeticiones							
	Peso							
	repeticiones							
	Peso							
	repeticiones							
	Peso							
	repeticiones							
	Peso							
	repeticiones							
	Peso							
	repeticiones							
	Peso							
	repeticiones							
	Peso							

Cardio

Ejercicio	calorías	Distancia	Tiempo

Consumo de _____ agua

Enfriarse _____

Sentimiento ☆☆☆☆☆

notas

Metas para hoy_____ (L) (M) (M) (J) (V) (S) (D)

grupo muscular _____ Peso _____ Fecha y _____

Estirar ◯ Calentamiento _____ hora

Entrenamiento de fuerza

Ejercicio	Colocar	1	2	3	4	5	6	7
	repeticiones							
	Peso							
	repeticiones							
	Peso							
	repeticiones							
	Peso							
	repeticiones							
	Peso							
	repeticiones							
	Peso							
	repeticiones							
	Peso							
	repeticiones							
	Peso							
	repeticiones							
	Peso							

Cardio

Ejercicio

	calorías	Distancia	Tiempo

Consumo de _____ agua

Enfriarse _____

Sentimiento ☆☆☆☆☆

notas

Metas para hoy _____ Ⓛ Ⓜ Ⓜ Ⓙ Ⓥ Ⓢ Ⓓ

grupo muscular _____ Peso _____ Fecha y _____

Estirar ◯ Calentamiento _____ hora

Entrenamiento de fuerza

Ejercicio	Colocar	1	2	3	4	5	6	7
	repeticiones							
	Peso							
	repeticiones							
	Peso							
	repeticiones							
	Peso							
	repeticiones							
	Peso							
	repeticiones							
	Peso							
	repeticiones							
	Peso							
	repeticiones							
	Peso							
	repeticiones							
	Peso							

Cardio

Ejercicio

	calorías	Distancia	Tiempo

Consumo de _____ agua

Enfriarse _____

Sentimiento ☆☆☆☆☆

notas

Metas para hoy_____ Ⓛ Ⓜ Ⓜ Ⓙ Ⓥ Ⓢ Ⓓ

grupo muscular _____ Peso _____ Fecha y _____
Estirar ◯ Calentamiento_____ hora

Entrenamiento de fuerza

Ejercicio	Colocar	1	2	3	4	5	6	7
	repeticiones							
	Peso							
	repeticiones							
	Peso							
	repeticiones							
	Peso							
	repeticiones							
	Peso							
	repeticiones							
	Peso							
	repeticiones							
	Peso							
	repeticiones							
	Peso							
	repeticiones							
	Peso							

Cardio

Ejercicio	calorías	Distancia	Tiempo

Consumo de _____ agua

Enfriarse _____

Sentimiento ☆☆☆☆☆

notas

Metas para hoy_____ Ⓛ Ⓜ Ⓜ Ⓙ Ⓥ Ⓢ Ⓓ

grupo muscular _____ Peso _____ Fecha y _____
hora
Estirar ◯ Calentamiento_____

Entrenamiento de fuerza

Ejercicio	Colocar	1	2	3	4	5	6	7
	repeticiones							
	Peso							
	repeticiones							
	Peso							
	repeticiones							
	Peso							
	repeticiones							
	Peso							
	repeticiones							
	Peso							
	repeticiones							
	Peso							
	repeticiones							
	Peso							
	repeticiones							
	Peso							

Cardio

Ejercicio

	calorías	Distancia	Tiempo
_____			
_____			
_____			
_____			

Consumo de _____
agua

Enfriarse _____

Sentimiento ☆☆☆☆☆

notas

Metas para hoy_____ Ⓛ Ⓜ Ⓜ Ⓙ Ⓥ Ⓢ Ⓓ

grupo muscular _____ Peso _____ Fecha y _____

Estirar ◯ Calentamiento_____ hora

Entrenamiento de fuerza

Ejercicio	Colocar	1	2	3	4	5	6	7
	repeticiones							
	Peso							
	repeticiones							
	Peso							
	repeticiones							
	Peso							
	repeticiones							
	Peso							
	repeticiones							
	Peso							
	repeticiones							
	Peso							
	repeticiones							
	Peso							
	repeticiones							
	Peso							

Cardio

Ejercicio	calorías	Distancia	Tiempo

Consumo de _____
agua

Enfriarse _____

Sentimiento ☆☆☆☆☆

notas

[ ]

Metas para hoy_____ Ⓛ Ⓜ Ⓜ Ⓙ Ⓥ Ⓢ Ⓓ

grupo muscular _____ Peso _____ Fecha y _____

Estirar ◯ Calentamiento_____ hora

Entrenamiento de fuerza

Ejercicio	Colocar	1	2	3	4	5	6	7
	repeticiones							
	Peso							
	repeticiones							
	Peso							
	repeticiones							
	Peso							
	repeticiones							
	Peso							
	repeticiones							
	Peso							
	repeticiones							
	Peso							
	repeticiones							
	Peso							
	repeticiones							
	Peso							

Cardio

Ejercicio	calorías	Distancia	Tiempo

Consumo de _____
agua

Enfriarse _____

Sentimiento ☆☆☆☆☆

notas

Metas para hoy_____ (L) (M) (M) (J) (V) (S) (D)

grupo muscular _____ Peso _____ Fecha y _____ hora

Estirar ◯ Calentamiento_____

Entrenamiento de fuerza

Ejercicio	Colocar	1	2	3	4	5	6	7
	repeticiones							
	Peso							
	repeticiones							
	Peso							
	repeticiones							
	Peso							
	repeticiones							
	Peso							
	repeticiones							
	Peso							
	repeticiones							
	Peso							
	repeticiones							
	Peso							

Cardio

Ejercicio

	calorías	Distancia	Tiempo

Consumo de _____ agua

Enfriarse _____

Sentimiento ☆☆☆☆☆

notas

Metas para hoy_____ (L) (M) (M) (J) (V) (S) (D)

grupo muscular _____ Peso _____ Fecha y _____
                                                hora
Estirar ○ Calentamiento_____

Entrenamiento de fuerza

Ejercicio	Colocar	1	2	3	4	5	6	7
	repeticiones							
	Peso							
	repeticiones							
	Peso							
	repeticiones							
	Peso							
	repeticiones							
	Peso							
	repeticiones							
	Peso							
	repeticiones							
	Peso							
	repeticiones							
	Peso							
	repeticiones							
	Peso							

Cardio

Ejercicio	calorías	Distancia	Tiempo

Consumo de _____
agua

Enfriarse _____

Sentimiento ☆☆☆☆☆

notas

Metas para hoy _____ Ⓛ Ⓜ Ⓜ Ⓙ Ⓥ Ⓢ Ⓓ

grupo muscular _____ Peso _____ Fecha y _____
hora

Estirar ○ Calentamiento _____

Entrenamiento de fuerza

Ejercicio	Colocar	1	2	3	4	5	6	7
	repeticiones							
	Peso							
	repeticiones							
	Peso							
	repeticiones							
	Peso							
	repeticiones							
	Peso							
	repeticiones							
	Peso							
	repeticiones							
	Peso							
	repeticiones							
	Peso							
	repeticiones							
	Peso							

Cardio

Ejercicio	calorías	Distancia	Tiempo

Consumo de _____
agua

Enfriarse _____

Sentimiento ☆☆☆☆☆

notas

Metas para hoy_____ (L) (M) (M) (J) (V) (S) (D)

grupo muscular _____ Peso _____ Fecha y _____

Estirar ◯ Calentamiento _____ hora

Entrenamiento de fuerza

Ejercicio	Colocar	1	2	3	4	5	6	7
	repeticiones							
	Peso							
	repeticiones							
	Peso							
	repeticiones							
	Peso							
	repeticiones							
	Peso							
	repeticiones							
	Peso							
	repeticiones							
	Peso							
	repeticiones							
	Peso							
	repeticiones							
	Peso							

Cardio

Ejercicio

	calorías	Distancia	Tiempo

Consumo de _____
agua

Enfriarse _____

Sentimiento ☆☆☆☆☆

notas

Metas para hoy_____ Ⓛ Ⓜ Ⓜ Ⓙ Ⓥ Ⓢ Ⓓ

grupo muscular _____ Peso _____ Fecha y _____
hora

Estirar ◯ Calentamiento _____

Entrenamiento de fuerza

Ejercicio	Colocar	1	2	3	4	5	6	7
	repeticiones							
	Peso							
	repeticiones							
	Peso							
	repeticiones							
	Peso							
	repeticiones							
	Peso							
	repeticiones							
	Peso							
	repeticiones							
	Peso							
	repeticiones							
	Peso							
	repeticiones							
	Peso							

Cardio

Ejercicio

	calorías	Distancia	Tiempo
_____			
_____			
_____			
_____			

Consumo de _____
agua

Enfriarse _____

Sentimiento ☆☆☆☆☆

notas

Metas para hoy_____ Ⓛ Ⓜ Ⓜ Ⓙ Ⓥ Ⓢ Ⓓ

grupo muscular _____ Peso _____ Fecha y _____

Estirar ◯ Calentamiento_____ hora

Entrenamiento de fuerza

Ejercicio	Colocar	1	2	3	4	5	6	7
	repeticiones							
	Peso							
	repeticiones							
	Peso							
	repeticiones							
	Peso							
	repeticiones							
	Peso							
	repeticiones							
	Peso							
	repeticiones							
	Peso							
	repeticiones							
	Peso							
	repeticiones							
	Peso							

Cardio

Ejercicio

	calorías	Distancia	Tiempo

Consumo de_____ agua

Enfriarse _____

Sentimiento ☆☆☆☆☆

notas

Metas para hoy _____ (L) (M) (M) (J) (V) (S) (D)

grupo muscular _____ Peso _____ Fecha y _____
hora
Estirar ◯ Calentamiento _____

Entrenamiento de fuerza

Ejercicio	Colocar	1	2	3	4	5	6	7
	repeticiones							
	Peso							
	repeticiones							
	Peso							
	repeticiones							
	Peso							
	repeticiones							
	Peso							
	repeticiones							
	Peso							
	repeticiones							
	Peso							
	repeticiones							
	Peso							
	repeticiones							
	Peso							

Cardio

Ejercicio

	calorías	Distancia	Tiempo

Consumo de _____
agua

Enfriarse _____

Sentimiento ☆☆☆☆☆

notas

Metas para hoy_____ Ⓛ Ⓜ Ⓜ Ⓙ Ⓥ Ⓢ Ⓓ

grupo muscular _____ Peso _____ Fecha y _____

Estirar ◯ Calentamiento_____ hora

Entrenamiento de fuerza

Ejercicio	Colocar	1	2	3	4	5	6	7
	repeticiones							
	Peso							
	repeticiones							
	Peso							
	repeticiones							
	Peso							
	repeticiones							
	Peso							
	repeticiones							
	Peso							
	repeticiones							
	Peso							
	repeticiones							
	Peso							
	repeticiones							
	Peso							

Cardio

Ejercicio	calorías	Distancia	Tiempo
_____			
_____			
_____			
_____			
_____			

Consumo de _____
agua

Enfriarse _____

Sentimiento ☆☆☆☆☆

notas

Metas para hoy_____ Ⓛ Ⓜ Ⓜ Ⓙ Ⓥ Ⓢ Ⓓ

grupo muscular _____ Peso _____ Fecha y _____

Estirar ◯ Calentamiento_____ hora

Entrenamiento de fuerza

Ejercicio	Colocar	1	2	3	4	5	6	7
	repeticiones							
	Peso							
	repeticiones							
	Peso							
	repeticiones							
	Peso							
	repeticiones							
	Peso							
	repeticiones							
	Peso							
	repeticiones							
	Peso							
	repeticiones							
	Peso							
	repeticiones							
	Peso							

Cardio

Ejercicio	calorías	Distancia	Tiempo

Consumo de _____ agua

Enfriarse _____

Sentimiento ☆☆☆☆☆

notas

Metas para hoy_____ (L) (M) (M) (J) (V) (S) (D)

grupo muscular _____ Peso _____ Fecha y _____
Estirar ○ Calentamiento_____ hora

Entrenamiento de fuerza

Ejercicio	Colocar	1	2	3	4	5	6	7
	repeticiones							
	Peso							
	repeticiones							
	Peso							
	repeticiones							
	Peso							
	repeticiones							
	Peso							
	repeticiones							
	Peso							
	repeticiones							
	Peso							
	repeticiones							
	Peso							
	repeticiones							
	Peso							

Cardio

Ejercicio	calorías	Distancia	Tiempo

Consumo de _____
agua

Enfriarse _____

Sentimiento ☆☆☆☆☆

notas

Metas para hoy_____ Ⓛ Ⓜ Ⓜ Ⓙ Ⓥ Ⓢ Ⓓ

grupo muscular _____ Peso _____ Fecha y _____

Estirar ◯ Calentamiento_____ hora

Entrenamiento de fuerza

Ejercicio	Colocar	1	2	3	4	5	6	7
	repeticiones							
	Peso							
	repeticiones							
	Peso							
	repeticiones							
	Peso							
	repeticiones							
	Peso							
	repeticiones							
	Peso							
	repeticiones							
	Peso							
	repeticiones							
	Peso							
	repeticiones							
	Peso							

Cardio

Ejercicio	calorías	Distancia	Tiempo
_____			
_____			
_____			
_____			

Consumo de agua _____

Enfriarse _____

Sentimiento ☆☆☆☆☆

notas

[ ]

Metas para hoy_____ Ⓛ Ⓜ Ⓜ Ⓙ Ⓥ Ⓢ Ⓓ

grupo muscular _____ Peso _____ Fecha y _____
hora

Estirar ◯ Calentamiento_____

Entrenamiento de fuerza

Ejercicio	Colocar	1	2	3	4	5	6	7
	repeticiones							
	Peso							
	repeticiones							
	Peso							
	repeticiones							
	Peso							
	repeticiones							
	Peso							
	repeticiones							
	Peso							
	repeticiones							
	Peso							
	repeticiones							
	Peso							

Cardio

Ejercicio

	calorías	Distancia	Tiempo

Consumo de _____
agua

Enfriarse _____

Sentimiento ☆☆☆☆☆

notas

Metas para hoy _____ Ⓛ Ⓜ Ⓜ Ⓙ Ⓥ Ⓢ Ⓓ

grupo muscular _____   Peso _____   Fecha y _____
                                                  hora
Estirar ○ Calentamiento _____

Entrenamiento de fuerza

Ejercicio	Colocar	1	2	3	4	5	6	7
	repeticiones							
	Peso							
	repeticiones							
	Peso							
	repeticiones							
	Peso							
	repeticiones							
	Peso							
	repeticiones							
	Peso							
	repeticiones							
	Peso							
	repeticiones							
	Peso							
	repeticiones							
	Peso							

Cardio

Ejercicio	calorías	Distancia	Tiempo

Consumo de _____
agua

Enfriarse _____

Sentimiento ☆☆☆☆☆

notas

Metas para hoy_____ (L) (M) (M) (J) (V) (S) (D)

grupo muscular _____ Peso _____ Fecha y _____
hora

Estirar ◯ Calentamiento_____

Entrenamiento de fuerza

Ejercicio	Colocar	1	2	3	4	5	6	7
	repeticiones							
	Peso							
	repeticiones							
	Peso							
	repeticiones							
	Peso							
	repeticiones							
	Peso							
	repeticiones							
	Peso							
	repeticiones							
	Peso							
	repeticiones							
	Peso							
	repeticiones							
	Peso							

Cardio

Ejercicio	calorías	Distancia	Tiempo

Consumo de _____
agua

Enfriarse _____

Sentimiento ☆☆☆☆☆

notas

Metas para hoy_____ Ⓛ Ⓜ Ⓜ Ⓙ Ⓥ Ⓢ Ⓓ

grupo muscular _____ Peso _____ Fecha y _____

Estirar ◯ Calentamiento_____ hora

Entrenamiento de fuerza

Ejercicio	Colocar	1	2	3	4	5	6	7
	repeticiones							
	Peso							
	repeticiones							
	Peso							
	repeticiones							
	Peso							
	repeticiones							
	Peso							
	repeticiones							
	Peso							
	repeticiones							
	Peso							
	repeticiones							
	Peso							
	repeticiones							
	Peso							

Cardio

Ejercicio	calorías	Distancia	Tiempo

Consumo de_____ agua

Enfriarse _____

Sentimiento ☆☆☆☆☆

notas

Metas para hoy_____ Ⓛ Ⓜ Ⓜ Ⓙ Ⓥ Ⓢ Ⓓ

grupo muscular _____ Peso _____ Fecha y _____
Estirar ◯ Calentamiento_____ hora

Entrenamiento de fuerza

Ejercicio	Colocar	1	2	3	4	5	6	7
	repeticiones							
	Peso							
	repeticiones							
	Peso							
	repeticiones							
	Peso							
	repeticiones							
	Peso							
	repeticiones							
	Peso							
	repeticiones							
	Peso							
	repeticiones							
	Peso							
	repeticiones							
	Peso							

Cardio

Ejercicio	calorías	Distancia	Tiempo

Consumo de _____
agua

Enfriarse _____

Sentimiento ☆☆☆☆☆

notas

Metas para hoy _____   Ⓛ Ⓜ Ⓜ Ⓙ Ⓥ Ⓢ Ⓓ

grupo muscular _____   Peso _____   Fecha y _____
Estirar ◯ Calentamiento _____   hora

Entrenamiento de fuerza

Ejercicio	Colocar	1	2	3	4	5	6	7
	repeticiones							
	Peso							
	repeticiones							
	Peso							
	repeticiones							
	Peso							
	repeticiones							
	Peso							
	repeticiones							
	Peso							
	repeticiones							
	Peso							
	repeticiones							
	Peso							
	repeticiones							
	Peso							

Cardio

Ejercicio

	calorías	Distancia	Tiempo

Consumo de _____
agua

Enfriarse _____

Sentimiento ☆☆☆☆☆

notas

Metas para hoy_____ (L) (M) (M) (J) (V) (S) (D)

grupo muscular _____ Peso _____ Fecha y _____
hora
Estirar ◯ Calentamiento_____

Entrenamiento de fuerza

Ejercicio	Colocar	1	2	3	4	5	6	7
	repeticiones							
	Peso							
	repeticiones							
	Peso							
	repeticiones							
	Peso							
	repeticiones							
	Peso							
	repeticiones							
	Peso							
	repeticiones							
	Peso							
	repeticiones							
	Peso							
	repeticiones							
	Peso							

Cardio

Ejercicio	calorías	Distancia	Tiempo

Consumo de_____
agua

Enfriarse _____

Sentimiento ☆☆☆☆☆

notas

Metas para hoy_____ (L) (M) (M) (J) (V) (S) (D)

grupo muscular _____ Peso _____ Fecha y _____

Estirar ◯ Calentamiento_____ hora

Entrenamiento de fuerza

Ejercicio	Colocar	1	2	3	4	5	6	7
	repeticiones							
	Peso							
	repeticiones							
	Peso							
	repeticiones							
	Peso							
	repeticiones							
	Peso							
	repeticiones							
	Peso							
	repeticiones							
	Peso							
	repeticiones							
	Peso							

Cardio

Ejercicio	calorías	Distancia	Tiempo
_____			
_____			
_____			
_____			

Consumo de _____
agua

Enfriarse _____

Sentimiento ☆☆☆☆☆

notas

Metas para hoy_____ Ⓛ Ⓜ Ⓜ Ⓙ Ⓥ Ⓢ Ⓓ

grupo muscular _____ Peso _____ Fecha y _____
                                                    hora
Estirar ◯ Calentamiento_____

Entrenamiento de fuerza

Ejercicio	Colocar	1	2	3	4	5	6	7
	repeticiones							
	Peso							
	repeticiones							
	Peso							
	repeticiones							
	Peso							
	repeticiones							
	Peso							
	repeticiones							
	Peso							
	repeticiones							
	Peso							
	repeticiones							
	Peso							
	repeticiones							
	Peso							

Cardio

Ejercicio	calorías	Distancia	Tiempo
_____			
_____			
_____			
_____			

Consumo de_____
agua

Enfriarse _____

Sentimiento ☆☆☆☆☆

notas

Metas para hoy_____ (L) (M) (M) (J) (V) (S) (D)

grupo muscular _____ Peso _____ Fecha y _____
Estirar ◯ Calentamiento _____ hora

Entrenamiento de fuerza

Ejercicio	Colocar	1	2	3	4	5	6	7
	repeticiones							
	Peso							
	repeticiones							
	Peso							
	repeticiones							
	Peso							
	repeticiones							
	Peso							
	repeticiones							
	Peso							
	repeticiones							
	Peso							
	repeticiones							
	Peso							
	repeticiones							
	Peso							

Cardio

Ejercicio	calorías	Distancia	Tiempo

Consumo de _____
agua

Enfriarse _____

Sentimiento ☆☆☆☆☆

notas

Metas para hoy _____ (L) (M) (M) (J) (V) (S) (D)

grupo muscular _____ Peso _____ Fecha y _____
                                                hora
Estirar ◯ Calentamiento _____

Entrenamiento de fuerza

Ejercicio	Colocar	1	2	3	4	5	6	7
	repeticiones							
	Peso							
	repeticiones							
	Peso							
	repeticiones							
	Peso							
	repeticiones							
	Peso							
	repeticiones							
	Peso							
	repeticiones							
	Peso							
	repeticiones							
	Peso							
	repeticiones							
	Peso							

Cardio

Ejercicio	calorías	Distancia	Tiempo

Consumo de _____
agua

Enfriarse _____

Sentimiento ☆☆☆☆☆

notas

Metas para hoy _____ (L) (M) (M) (J) (V) (S) (D)

grupo muscular _____ Peso _____ Fecha y _____
hora

Estirar ◯ Calentamiento _____

Entrenamiento de fuerza

Ejercicio	Colocar	1	2	3	4	5	6	7
	repeticiones							
	Peso							
	repeticiones							
	Peso							
	repeticiones							
	Peso							
	repeticiones							
	Peso							
	repeticiones							
	Peso							
	repeticiones							
	Peso							
	repeticiones							
	Peso							
	repeticiones							
	Peso							

Cardio

Ejercicio	calorías	Distancia	Tiempo
_____			
_____			
_____			
_____			

Consumo de _____
agua

Enfriarse _____

Sentimiento ☆☆☆☆☆

notas

Metas para hoy_____ (L) (M) (M) (J) (V) (S) (D)

grupo muscular _____ Peso _____ Fecha y _____
Estirar ○ Calentamiento_____ hora

Entrenamiento de fuerza

Ejercicio	Colocar	1	2	3	4	5	6	7
	repeticiones							
	Peso							
	repeticiones							
	Peso							
	repeticiones							
	Peso							
	repeticiones							
	Peso							
	repeticiones							
	Peso							
	repeticiones							
	Peso							
	repeticiones							
	Peso							
	repeticiones							
	Peso							

Cardio

Ejercicio	calorías	Distancia	Tiempo
_____			
_____			
_____			
_____			

Consumo de _____
agua

Enfriarse _____

Sentimiento ☆☆☆☆☆

notas

Metas para hoy _____ Ⓛ Ⓜ Ⓜ Ⓙ Ⓥ Ⓢ Ⓓ

grupo muscular _____ Peso _____ Fecha y _____

Estirar ◯ Calentamiento_____ hora

Entrenamiento de fuerza

Ejercicio	Colocar	1	2	3	4	5	6	7
	repeticiones							
	Peso							
	repeticiones							
	Peso							
	repeticiones							
	Peso							
	repeticiones							
	Peso							
	repeticiones							
	Peso							
	repeticiones							
	Peso							
	repeticiones							
	Peso							
	repeticiones							
	Peso							

Cardio

Ejercicio	calorías	Distancia	Tiempo

Consumo de _____ agua

Enfriarse _____

Sentimiento ☆☆☆☆☆

notas

Metas para hoy_____ (L) (M) (M) (J) (V) (S) (D)

grupo muscular _____ Peso _____ Fecha y _____

Estirar ◯ Calentamiento_____ hora

Entrenamiento de fuerza

Ejercicio	Colocar	1	2	3	4	5	6	7
	repeticiones							
	Peso							
	repeticiones							
	Peso							
	repeticiones							
	Peso							
	repeticiones							
	Peso							
	repeticiones							
	Peso							
	repeticiones							
	Peso							
	repeticiones							
	Peso							
	repeticiones							
	Peso							

Cardio

Ejercicio	calorías	Distancia	Tiempo
_____			
_____			
_____			
_____			
_____			

Consumo de _____
agua

Enfriarse _____

Sentimiento ☆☆☆☆☆

notas

Metas para hoy _____ Ⓛ Ⓜ Ⓜ Ⓙ Ⓥ Ⓢ Ⓓ

grupo muscular _____ Peso _____ Fecha y _____
hora

Estirar ◯ Calentamiento _____

Entrenamiento de fuerza

Ejercicio	Colocar	1	2	3	4	5	6	7
	repeticiones							
	Peso							
	repeticiones							
	Peso							
	repeticiones							
	Peso							
	repeticiones							
	Peso							
	repeticiones							
	Peso							
	repeticiones							
	Peso							
	repeticiones							
	Peso							
	repeticiones							
	Peso							

Cardio

Ejercicio

	calorías	Distancia	Tiempo

Consumo de _____
agua

Enfriarse _____

Sentimiento ☆☆☆☆☆

notas

Metas para hoy _____ Ⓛ Ⓜ Ⓜ Ⓙ Ⓥ Ⓢ Ⓓ

grupo muscular _____ Peso _____ Fecha y _____
                                                    hora
Estirar ◯ Calentamiento _____

Entrenamiento de fuerza

Ejercicio	Colocar	1	2	3	4	5	6	7
	repeticiones							
	Peso							
	repeticiones							
	Peso							
	repeticiones							
	Peso							
	repeticiones							
	Peso							
	repeticiones							
	Peso							
	repeticiones							
	Peso							
	repeticiones							
	Peso							
	repeticiones							
	Peso							

Cardio

Ejercicio	calorías	Distancia	Tiempo
_____			
_____			
_____			
_____			

Consumo de _____
agua

Enfriarse _____

Sentimiento ☆☆☆☆☆

notas

Metas para hoy_____ Ⓛ Ⓜ Ⓜ Ⓙ Ⓥ Ⓢ Ⓓ

grupo muscular _____ Peso _____ Fecha y _____
hora
Estirar ◯ Calentamiento_____

Entrenamiento de fuerza

Ejercicio	Colocar	1	2	3	4	5	6	7
	repeticiones							
	Peso							
	repeticiones							
	Peso							
	repeticiones							
	Peso							
	repeticiones							
	Peso							
	repeticiones							
	Peso							
	repeticiones							
	Peso							
	repeticiones							
	Peso							
	repeticiones							
	Peso							

Cardio

Ejercicio	calorías	Distancia	Tiempo

Consumo de _____
agua

Enfriarse _____

Sentimiento ☆☆☆☆☆

notas

Metas para hoy_____ Ⓛ Ⓜ Ⓜ Ⓙ Ⓥ Ⓢ Ⓓ

grupo muscular _____ Peso _____ Fecha y _____
hora

Estirar ◯ Calentamiento _____

Entrenamiento de fuerza

Ejercicio	Colocar	1	2	3	4	5	6	7
	repeticiones							
	Peso							
	repeticiones							
	Peso							
	repeticiones							
	Peso							
	repeticiones							
	Peso							
	repeticiones							
	Peso							
	repeticiones							
	Peso							
	repeticiones							
	Peso							
	repeticiones							
	Peso							

Cardio

Ejercicio	calorías	Distancia	Tiempo
_____			
_____			
_____			
_____			
_____			

Consumo de _____
agua

Enfriarse _____

Sentimiento ☆☆☆☆☆

notas

Metas para hoy _____ Ⓛ Ⓜ Ⓜ Ⓙ Ⓥ Ⓢ Ⓓ

grupo muscular _____ Peso _____ Fecha y _____

Estirar ◯ Calentamiento_____ hora

Entrenamiento de fuerza

Ejercicio	Colocar	1	2	3	4	5	6	7
	repeticiones							
	Peso							
	repeticiones							
	Peso							
	repeticiones							
	Peso							
	repeticiones							
	Peso							
	repeticiones							
	Peso							
	repeticiones							
	Peso							
	repeticiones							
	Peso							
	repeticiones							
	Peso							

Cardio

Ejercicio	calorías	Distancia	Tiempo

Consumo de _____ agua

Enfriarse _____

Sentimiento ☆☆☆☆☆

notas

Metas para hoy_____ Ⓛ Ⓜ Ⓜ Ⓙ Ⓥ Ⓢ Ⓓ

grupo muscular _____ Peso _____ Fecha y _____
Estirar ◯ Calentamiento_____ hora

Entrenamiento de fuerza

Ejercicio	Colocar	1	2	3	4	5	6	7
	repeticiones							
	Peso							
	repeticiones							
	Peso							
	repeticiones							
	Peso							
	repeticiones							
	Peso							
	repeticiones							
	Peso							
	repeticiones							
	Peso							
	repeticiones							
	Peso							
	repeticiones							
	Peso							

Cardio

Ejercicio	calorías	Distancia	Tiempo

Consumo de_____
agua

Enfriarse _____

Sentimiento ☆☆☆☆☆

notas

Metas para hoy_____ (L) (M) (M) (J) (V) (S) (D)

grupo muscular _____ Peso _____ Fecha y _____
hora
Estirar ◯ Calentamiento_____

Entrenamiento de fuerza

Ejercicio	Colocar	1	2	3	4	5	6	7
	repeticiones							
	Peso							
	repeticiones							
	Peso							
	repeticiones							
	Peso							
	repeticiones							
	Peso							
	repeticiones							
	Peso							
	repeticiones							
	Peso							
	repeticiones							
	Peso							
	repeticiones							
	Peso							

Cardio

Ejercicio	calorías	Distancia	Tiempo

Consumo de _____
agua

Enfriarse _____

Sentimiento ☆☆☆☆☆

notas

Metas para hoy _____ Ⓛ Ⓜ Ⓜ Ⓙ Ⓥ Ⓢ Ⓓ

grupo muscular _____ Peso _____ Fecha y _____
hora

Estirar ◯ Calentamiento _____

Entrenamiento de fuerza

Ejercicio	Colocar	1	2	3	4	5	6	7
	repeticiones							
	Peso							
	repeticiones							
	Peso							
	repeticiones							
	Peso							
	repeticiones							
	Peso							
	repeticiones							
	Peso							
	repeticiones							
	Peso							
	repeticiones							
	Peso							
	repeticiones							
	Peso							

Cardio

Ejercicio	calorías	Distancia	Tiempo

Consumo de _____
agua

Enfriarse _____

Sentimiento ☆☆☆☆☆

notas

Metas para hoy _____ (L) (M) (M) (J) (V) (S) (D)

grupo muscular _____ Peso _____ Fecha y _____

Estirar ○ Calentamiento _____ hora

Entrenamiento de fuerza

Ejercicio	Colocar	1	2	3	4	5	6	7
	repeticiones							
	Peso							
	repeticiones							
	Peso							
	repeticiones							
	Peso							
	repeticiones							
	Peso							
	repeticiones							
	Peso							
	repeticiones							
	Peso							
	repeticiones							
	Peso							
	repeticiones							
	Peso							

Cardio

Ejercicio	calorías	Distancia	Tiempo
_____			
_____			
_____			
_____			

Consumo de _____ agua

Enfriarse _____

Sentimiento ☆☆☆☆☆

notas

Metas para hoy_____ Ⓛ Ⓜ Ⓜ Ⓙ Ⓥ Ⓢ Ⓓ

grupo muscular _____ Peso _____ Fecha y _____
hora
Estirar ◯ Calentamiento_____

Entrenamiento de fuerza

Ejercicio	Colocar	1	2	3	4	5	6	7
	repeticiones							
	Peso							
	repeticiones							
	Peso							
	repeticiones							
	Peso							
	repeticiones							
	Peso							
	repeticiones							
	Peso							
	repeticiones							
	Peso							
	repeticiones							
	Peso							
	repeticiones							
	Peso							

Cardio

Ejercicio

	calorías	Distancia	Tiempo

Consumo de _____
agua

Enfriarse _____

Sentimiento ☆☆☆☆☆

notas

Metas para hoy_____ （L）（M）（M）（J）（V）（S）（D）

grupo muscular _____ Peso _____ Fecha y _____

Estirar ◯ Calentamiento_____ hora

Entrenamiento de fuerza

Ejercicio	Colocar	1	2	3	4	5	6	7
	repeticiones							
	Peso							
	repeticiones							
	Peso							
	repeticiones							
	Peso							
	repeticiones							
	Peso							
	repeticiones							
	Peso							
	repeticiones							
	Peso							
	repeticiones							
	Peso							
	repeticiones							
	Peso							

Cardio

Ejercicio

	calorías	Distancia	Tiempo

Consumo de _____ agua

Enfriarse _____

Sentimiento ☆☆☆☆☆

notas

Metas para hoy_____ (L) (M) (M) (J) (V) (S) (D)

grupo muscular _____ Peso _____ Fecha y _____
hora

Estirar ◯ Calentamiento_____

Entrenamiento de fuerza

Ejercicio	Colocar	1	2	3	4	5	6	7
	repeticiones							
	Peso							
	repeticiones							
	Peso							
	repeticiones							
	Peso							
	repeticiones							
	Peso							
	repeticiones							
	Peso							
	repeticiones							
	Peso							
	repeticiones							
	Peso							

Cardio

Ejercicio	calorías	Distancia	Tiempo
_____			
_____			
_____			
_____			
_____			

Consumo de _____
agua

Enfriarse _____

Sentimiento ☆☆☆☆☆

notas

Metas para hoy _____ Ⓛ Ⓜ Ⓜ Ⓙ Ⓥ Ⓢ Ⓓ

grupo muscular _____ Peso _____ Fecha y _____ hora

Estirar ○ Calentamiento _____

Entrenamiento de fuerza

Ejercicio	Colocar	1	2	3	4	5	6	7
	repeticiones							
	Peso							
	repeticiones							
	Peso							
	repeticiones							
	Peso							
	repeticiones							
	Peso							
	repeticiones							
	Peso							
	repeticiones							
	Peso							
	repeticiones							
	Peso							
	repeticiones							
	Peso							

Cardio

Ejercicio	calorías	Distancia	Tiempo

Consumo de _____ agua

Enfriarse _____

Sentimiento ☆☆☆☆☆

notas

_____

Metas para hoy _____ Ⓛ Ⓜ Ⓜ Ⓙ Ⓥ Ⓢ Ⓓ

grupo muscular _____ Peso _____ Fecha y _____
hora
Estirar ◯ Calentamiento _____

Entrenamiento de fuerza

Ejercicio	Colocar	1	2	3	4	5	6	7
	repeticiones							
	Peso							
	repeticiones							
	Peso							
	repeticiones							
	Peso							
	repeticiones							
	Peso							
	repeticiones							
	Peso							
	repeticiones							
	Peso							
	repeticiones							
	Peso							
	repeticiones							
	Peso							

Cardio

Ejercicio	calorías	Distancia	Tiempo
_____			
_____			
_____			
_____			

Consumo de _____
agua

Enfriarse _____

Sentimiento ☆☆☆☆☆

notas

Metas para hoy_____ Ⓛ Ⓜ Ⓜ Ⓙ Ⓥ Ⓢ Ⓓ

grupo muscular _____ Peso _____ Fecha y _____

Estirar ◯ Calentamiento_____ hora

Entrenamiento de fuerza

Ejercicio	Colocar	1	2	3	4	5	6	7
	repeticiones							
	Peso							
	repeticiones							
	Peso							
	repeticiones							
	Peso							
	repeticiones							
	Peso							
	repeticiones							
	Peso							
	repeticiones							
	Peso							
	repeticiones							
	Peso							
	repeticiones							
	Peso							

Cardio

Ejercicio	calorías	Distancia	Tiempo

Consumo de _____ agua

Enfriarse _____

Sentimiento ☆☆☆☆☆

notas

Metas para hoy_____ (L) (M) (M) (J) (V) (S) (D)

grupo muscular _____ Peso _____ Fecha y _____
hora
Estirar ◯ Calentamiento_____

Entrenamiento de fuerza

Ejercicio	Colocar	1	2	3	4	5	6	7
	repeticiones							
	Peso							
	repeticiones							
	Peso							
	repeticiones							
	Peso							
	repeticiones							
	Peso							
	repeticiones							
	Peso							
	repeticiones							
	Peso							
	repeticiones							
	Peso							
	repeticiones							
	Peso							

Cardio

Ejercicio	calorías	Distancia	Tiempo	
_____				Consumo de_____
_____				agua
_____				Enfriarse _____
_____				
_____				Sentimiento ☆☆☆☆☆

notas

Metas para hoy _____ Ⓛ Ⓜ Ⓜ Ⓙ Ⓥ Ⓢ Ⓓ

grupo muscular _____ Peso _____ Fecha y _____

Estirar ◯ Calentamiento _____ hora

Entrenamiento de fuerza

Ejercicio	Colocar	1	2	3	4	5	6	7
	repeticiones							
	Peso							
	repeticiones							
	Peso							
	repeticiones							
	Peso							
	repeticiones							
	Peso							
	repeticiones							
	Peso							
	repeticiones							
	Peso							
	repeticiones							
	Peso							
	repeticiones							
	Peso							

Cardio

Ejercicio

	calorías	Distancia	Tiempo

Consumo de _____ agua

Enfriarse _____

Sentimiento ☆☆☆☆☆

notas

Metas para hoy _____ (L) (M) (M) (J) (V) (S) (D)

grupo muscular _____   Peso _____   Fecha y _____
Estirar ◯ Calentamiento _____   hora

Entrenamiento de fuerza

Ejercicio	Colocar	1	2	3	4	5	6	7
	repeticiones							
	Peso							
	repeticiones							
	Peso							
	repeticiones							
	Peso							
	repeticiones							
	Peso							
	repeticiones							
	Peso							
	repeticiones							
	Peso							
	repeticiones							
	Peso							
	repeticiones							
	Peso							

Cardio

Ejercicio	calorías	Distancia	Tiempo

Consumo de _____
agua

Enfriarse _____

Sentimiento ☆☆☆☆☆

notas

Metas para hoy_____ Ⓛ Ⓜ Ⓜ Ⓙ Ⓥ Ⓢ Ⓓ

grupo muscular _____ Peso _____ Fecha y _____

Estirar ◯ Calentamiento_____ hora

Entrenamiento de fuerza

Ejercicio	Colocar	1	2	3	4	5	6	7
	repeticiones							
	Peso							
	repeticiones							
	Peso							
	repeticiones							
	Peso							
	repeticiones							
	Peso							
	repeticiones							
	Peso							
	repeticiones							
	Peso							
	repeticiones							
	Peso							

Cardio

Ejercicio	calorías	Distancia	Tiempo

Consumo de _____
agua

Enfriarse _____

Sentimiento ☆☆☆☆☆

notas

Metas para hoy_____ Ⓛ Ⓜ Ⓜ Ⓙ Ⓥ Ⓢ Ⓓ

grupo muscular _____ Peso _____ Fecha y _____
hora
Estirar ◯ Calentamiento _____

Entrenamiento de fuerza

Ejercicio	Colocar	1	2	3	4	5	6	7
	repeticiones							
	Peso							
	repeticiones							
	Peso							
	repeticiones							
	Peso							
	repeticiones							
	Peso							
	repeticiones							
	Peso							
	repeticiones							
	Peso							
	repeticiones							
	Peso							

Cardio

Ejercicio	calorías	Distancia	Tiempo

Consumo de _____
agua

Enfriarse _____

Sentimiento ☆☆☆☆☆

notas

Metas para hoy_____ Ⓛ Ⓜ Ⓜ Ⓙ Ⓥ Ⓢ Ⓓ

grupo muscular _____ Peso _____ Fecha y _____

Estirar ◯ Calentamiento_____ hora

Entrenamiento de fuerza

Ejercicio	Colocar	1	2	3	4	5	6	7
	repeticiones							
	Peso							
	repeticiones							
	Peso							
	repeticiones							
	Peso							
	repeticiones							
	Peso							
	repeticiones							
	Peso							
	repeticiones							
	Peso							
	repeticiones							
	Peso							

Cardio

Ejercicio	calorías	Distancia	Tiempo

Consumo de _____ agua

Enfriarse _____

Sentimiento ☆☆☆☆☆

notas

Metas para hoy_____ Ⓛ Ⓜ Ⓜ Ⓙ Ⓥ Ⓢ Ⓓ

grupo muscular _____   Peso _____   Fecha y _____

Estirar ◯ Calentamiento_____ hora

Entrenamiento de fuerza

Ejercicio	Colocar	1	2	3	4	5	6	7
	repeticiones							
	Peso							
	repeticiones							
	Peso							
	repeticiones							
	Peso							
	repeticiones							
	Peso							
	repeticiones							
	Peso							
	repeticiones							
	Peso							
	repeticiones							
	Peso							
	repeticiones							
	Peso							

Cardio

Ejercicio	calorías	Distancia	Tiempo

Consumo de _____ agua

Enfriarse _____

Sentimiento ☆☆☆☆☆

notas

Metas para hoy _____ (L) (M) (M) (J) (V) (S) (D)

grupo muscular _____ Peso _____ Fecha y _____
hora
Estirar ◯ Calentamiento _____

Entrenamiento de fuerza

Ejercicio	Colocar	1	2	3	4	5	6	7
	repeticiones							
	Peso							
	repeticiones							
	Peso							
	repeticiones							
	Peso							
	repeticiones							
	Peso							
	repeticiones							
	Peso							
	repeticiones							
	Peso							
	repeticiones							
	Peso							
	repeticiones							
	Peso							

Cardio

Ejercicio	calorías	Distancia	Tiempo
_____			
_____			
_____			
_____			

Consumo de _____
agua

Enfriarse _____

Sentimiento ☆☆☆☆☆

notas

Metas para hoy _____ Ⓛ Ⓜ Ⓜ Ⓙ Ⓥ Ⓢ Ⓓ

grupo muscular _____ Peso _____ Fecha y _____
hora
Estirar ◯ Calentamiento _____

Entrenamiento de fuerza

Ejercicio	Colocar	1	2	3	4	5	6	7
	repeticiones							
	Peso							
	repeticiones							
	Peso							
	repeticiones							
	Peso							
	repeticiones							
	Peso							
	repeticiones							
	Peso							
	repeticiones							
	Peso							
	repeticiones							
	Peso							
	repeticiones							
	Peso							

Cardio

Ejercicio	calorías	Distancia	Tiempo

Consumo de _____
agua

Enfriarse _____

Sentimiento ☆☆☆☆☆

notas

Metas para hoy_____ Ⓛ Ⓜ Ⓜ Ⓙ Ⓥ Ⓢ Ⓓ

grupo muscular _____ Peso _____ Fecha y _____
Estirar ◯ Calentamiento _____ hora

Entrenamiento de fuerza

Ejercicio	Colocar	1	2	3	4	5	6	7
	repeticiones							
	Peso							
	repeticiones							
	Peso							
	repeticiones							
	Peso							
	repeticiones							
	Peso							
	repeticiones							
	Peso							
	repeticiones							
	Peso							
	repeticiones							
	Peso							
	repeticiones							
	Peso							

Cardio

Ejercicio	calorías	Distancia	Tiempo
_____			
_____			
_____			
_____			

Consumo de _____
agua

Enfriarse _____

Sentimiento ☆☆☆☆☆

notas

Metas para hoy_____ (L) (M) (M) (J) (V) (S) (D)

grupo muscular _____ Peso _____ Fecha y _____

Estirar ○ Calentamiento_____ hora

Entrenamiento de fuerza

Ejercicio	Colocar	1	2	3	4	5	6	7
	repeticiones							
	Peso							
	repeticiones							
	Peso							
	repeticiones							
	Peso							
	repeticiones							
	Peso							
	repeticiones							
	Peso							
	repeticiones							
	Peso							
	repeticiones							
	Peso							
	repeticiones							
	Peso							

Cardio

Ejercicio	calorías	Distancia	Tiempo

Consumo de _____
agua

Enfriarse _____

Sentimiento ☆☆☆☆☆

notas

Metas para hoy_____ (L) (M) (M) (J) (V) (S) (D)

grupo muscular _____ Peso _____ Fecha y _____

Estirar ◯ Calentamiento_____ hora

Entrenamiento de fuerza

Ejercicio	Colocar	1	2	3	4	5	6	7
	repeticiones							
	Peso							
	repeticiones							
	Peso							
	repeticiones							
	Peso							
	repeticiones							
	Peso							
	repeticiones							
	Peso							
	repeticiones							
	Peso							
	repeticiones							
	Peso							
	repeticiones							
	Peso							

Cardio

Ejercicio	calorías	Distancia	Tiempo
_____			
_____			
_____			
_____			

Consumo de _____
agua

Enfriarse _____

Sentimiento ☆☆☆☆☆

notas

Metas para hoy_____ (L) (M) (M) (J) (V) (S) (D)

grupo muscular _____ Peso _____ Fecha y _____
hora
Estirar ○ Calentamiento_____

Entrenamiento de fuerza

Ejercicio	Colocar	1	2	3	4	5	6	7
	repeticiones							
	Peso							
	repeticiones							
	Peso							
	repeticiones							
	Peso							
	repeticiones							
	Peso							
	repeticiones							
	Peso							
	repeticiones							
	Peso							
	repeticiones							
	Peso							
	repeticiones							
	Peso							

Cardio

Ejercicio

	calorías	Distancia	Tiempo

Consumo de _____
agua

Enfriarse _____

Sentimiento ☆☆☆☆☆

notas

Metas para hoy_____ (L) (M) (M) (J) (V) (S) (D)

grupo muscular _____ Peso _____ Fecha y _____
hora
Estirar ◯ Calentamiento_____

Entrenamiento de fuerza

Ejercicio	Colocar	1	2	3	4	5	6	7
	repeticiones							
	Peso							
	repeticiones							
	Peso							
	repeticiones							
	Peso							
	repeticiones							
	Peso							
	repeticiones							
	Peso							
	repeticiones							
	Peso							
	repeticiones							
	Peso							
	repeticiones							
	Peso							

Cardio

Ejercicio	calorías	Distancia	Tiempo	
_____				Consumo de _____
_____				agua
_____				Enfriarse _____
_____				
_____				Sentimiento ☆☆☆☆☆

notas

Metas para hoy _____ Ⓛ Ⓜ Ⓜ Ⓙ Ⓥ Ⓢ Ⓓ

grupo muscular _____ Peso _____ Fecha y _____
hora
Estirar ◯ Calentamiento _____

Entrenamiento de fuerza

Ejercicio	Colocar	1	2	3	4	5	6	7
	repeticiones							
	Peso							
	repeticiones							
	Peso							
	repeticiones							
	Peso							
	repeticiones							
	Peso							
	repeticiones							
	Peso							
	repeticiones							
	Peso							
	repeticiones							
	Peso							
	repeticiones							
	Peso							

Cardio

Ejercicio	calorías	Distancia	Tiempo
_____			
_____			
_____			
_____			

Consumo de _____
agua

Enfriarse _____

Sentimiento ☆☆☆☆☆

notas

Metas para hoy_____ Ⓛ Ⓜ Ⓜ Ⓙ Ⓥ Ⓢ Ⓓ

grupo muscular _____ Peso _____ Fecha y _____

Estirar ◯ Calentamiento_____ hora

Entrenamiento de fuerza

Ejercicio	Colocar	1	2	3	4	5	6	7
	repeticiones							
	Peso							
	repeticiones							
	Peso							
	repeticiones							
	Peso							
	repeticiones							
	Peso							
	repeticiones							
	Peso							
	repeticiones							
	Peso							
	repeticiones							
	Peso							
	repeticiones							
	Peso							

Cardio

Ejercicio

	calorías	Distancia	Tiempo

Consumo de _____ agua

Enfriarse _____

Sentimiento ☆☆☆☆☆

notas

Metas para hoy_____ Ⓛ Ⓜ Ⓜ Ⓙ Ⓥ Ⓢ Ⓓ

grupo muscular _____ Peso _____ Fecha y _____
hora
Estirar ◯ Calentamiento_____

Entrenamiento de fuerza

Ejercicio	Colocar	1	2	3	4	5	6	7
	repeticiones							
	Peso							
	repeticiones							
	Peso							
	repeticiones							
	Peso							
	repeticiones							
	Peso							
	repeticiones							
	Peso							
	repeticiones							
	Peso							
	repeticiones							
	Peso							
	repeticiones							
	Peso							

Cardio

Ejercicio	calorías	Distancia	Tiempo

Consumo de_____
agua

Enfriarse _____

Sentimiento ☆☆☆☆☆

notas

Metas para hoy_____ (L) (M) (M) (J) (V) (S) (D)

grupo muscular _____ Peso _____ Fecha y _____
hora
Estirar ○ Calentamiento _____

Entrenamiento de fuerza

Ejercicio	Colocar	1	2	3	4	5	6	7
	repeticiones							
	Peso							
	repeticiones							
	Peso							
	repeticiones							
	Peso							
	repeticiones							
	Peso							
	repeticiones							
	Peso							
	repeticiones							
	Peso							
	repeticiones							
	Peso							
	repeticiones							
	Peso							

Cardio

Ejercicio	calorías	Distancia	Tiempo
_____			
_____			
_____			
_____			

Consumo de _____
agua

Enfriarse _____

Sentimiento ☆☆☆☆☆

notas

Metas para hoy _____ Ⓛ Ⓜ Ⓜ Ⓙ Ⓥ Ⓢ Ⓓ

grupo muscular _____ Peso _____ Fecha y _____

Estirar ◯ Calentamiento _____ hora

Entrenamiento de fuerza

Ejercicio	Colocar	1	2	3	4	5	6	7
	repeticiones							
	Peso							
	repeticiones							
	Peso							
	repeticiones							
	Peso							
	repeticiones							
	Peso							
	repeticiones							
	Peso							
	repeticiones							
	Peso							
	repeticiones							
	Peso							
	repeticiones							
	Peso							

Cardio

Ejercicio	calorías	Distancia	Tiempo

Consumo de _____ agua

Enfriarse _____

Sentimiento ☆☆☆☆☆

notas

Metas para hoy_____ Ⓛ Ⓜ Ⓜ Ⓙ Ⓥ Ⓢ Ⓓ

grupo muscular _____ Peso _____ Fecha y _____

Estirar ◯ Calentamiento_____ hora

Entrenamiento de fuerza

Ejercicio	Colocar	1	2	3	4	5	6	7
	repeticiones							
	Peso							
	repeticiones							
	Peso							
	repeticiones							
	Peso							
	repeticiones							
	Peso							
	repeticiones							
	Peso							
	repeticiones							
	Peso							
	repeticiones							
	Peso							
	repeticiones							
	Peso							

Cardio

Ejercicio

	calorías	Distancia	Tiempo
_____			
_____			
_____			
_____			

Consumo de _____ agua

Enfriarse _____

Sentimiento ☆☆☆☆☆

notas

Metas para hoy _____ Ⓛ Ⓜ Ⓜ Ⓙ Ⓥ Ⓢ Ⓓ

grupo muscular _____ Peso _____ Fecha y _____
Estirar ⭕ Calentamiento _____ hora

Entrenamiento de fuerza

Ejercicio	Colocar	1	2	3	4	5	6	7
	repeticiones							
	Peso							
	repeticiones							
	Peso							
	repeticiones							
	Peso							
	repeticiones							
	Peso							
	repeticiones							
	Peso							
	repeticiones							
	Peso							
	repeticiones							
	Peso							
	repeticiones							
	Peso							

Cardio

Ejercicio	calorías	Distancia	Tiempo

Consumo de _____
agua

Enfriarse _____

Sentimiento ☆☆☆☆☆

notas

Metas para hoy_____ Ⓛ Ⓜ Ⓜ Ⓙ Ⓥ Ⓢ Ⓓ

grupo muscular _____ Peso _____ Fecha y _____
hora
Estirar ◯ Calentamiento_____

Entrenamiento de fuerza

Ejercicio	Colocar	1	2	3	4	5	6	7
	repeticiones							
	Peso							
	repeticiones							
	Peso							
	repeticiones							
	Peso							
	repeticiones							
	Peso							
	repeticiones							
	Peso							
	repeticiones							
	Peso							
	repeticiones							
	Peso							
	repeticiones							
	Peso							

Cardio

Ejercicio	calorías	Distancia	Tiempo
_____			
_____			
_____			
_____			

Consumo de _____
agua

Enfriarse _____

Sentimiento ☆☆☆☆☆

notas

Metas para hoy_____ Ⓛ Ⓜ Ⓜ Ⓙ Ⓥ Ⓢ Ⓓ

grupo muscular _____ Peso _____ Fecha y _____
hora
Estirar ◯ Calentamiento_____

Entrenamiento de fuerza

Ejercicio	Colocar	1	2	3	4	5	6	7
	repeticiones							
	Peso							
	repeticiones							
	Peso							
	repeticiones							
	Peso							
	repeticiones							
	Peso							
	repeticiones							
	Peso							
	repeticiones							
	Peso							
	repeticiones							
	Peso							
	repeticiones							
	Peso							

Cardio

Ejercicio	calorías	Distancia	Tiempo
_____			
_____			
_____			
_____			

Consumo de _____
agua

Enfriarse _____

Sentimiento ☆☆☆☆☆

notas

Metas para hoy_____ (L) (M) (M) (J) (V) (S) (D)

grupo muscular _____ Peso _____ Fecha y _____
Estirar ◯ Calentamiento_____ hora

Entrenamiento de fuerza

Ejercicio	Colocar	1	2	3	4	5	6	7
	repeticiones							
	Peso							
	repeticiones							
	Peso							
	repeticiones							
	Peso							
	repeticiones							
	Peso							
	repeticiones							
	Peso							
	repeticiones							
	Peso							
	repeticiones							
	Peso							
	repeticiones							
	Peso							

Cardio

Ejercicio

	calorías	Distancia	Tiempo
_____			
_____			
_____			
_____			

Consumo de _____
agua

Enfriarse _____

Sentimiento ☆☆☆☆☆

notas

Metas para hoy_____   (L) (M) (M) (J) (V) (S) (D)

grupo muscular _____   Peso _____   Fecha y _____
hora

Estirar ◯ Calentamiento_____

Entrenamiento de fuerza

Ejercicio	Colocar	1	2	3	4	5	6	7
	repeticiones							
	Peso							
	repeticiones							
	Peso							
	repeticiones							
	Peso							
	repeticiones							
	Peso							
	repeticiones							
	Peso							
	repeticiones							
	Peso							
	repeticiones							
	Peso							
	repeticiones							
	Peso							

Cardio

Ejercicio	calorías	Distancia	Tiempo
_____			
_____			
_____			
_____			

Consumo de_____
agua

Enfriarse _____

Sentimiento ☆☆☆☆☆

notas

Metas para hoy_____ (L) (M) (M) (J) (V) (S) (D)

grupo muscular _____ Peso _____ Fecha y _____

Estirar ◯ Calentamiento _____ hora

Entrenamiento de fuerza

Ejercicio	Colocar	1	2	3	4	5	6	7
	repeticiones							
	Peso							
	repeticiones							
	Peso							
	repeticiones							
	Peso							
	repeticiones							
	Peso							
	repeticiones							
	Peso							
	repeticiones							
	Peso							
	repeticiones							
	Peso							
	repeticiones							
	Peso							

Cardio

Ejercicio

	calorías	Distancia	Tiempo
_____			
_____			
_____			
_____			

Consumo de_____
agua

Enfriarse _____

Sentimiento ☆☆☆☆☆

notas

Metas para hoy _____ Ⓛ Ⓜ Ⓜ Ⓙ Ⓥ Ⓢ Ⓓ

grupo muscular _____ Peso _____ Fecha y _____
hora

Estirar ◯ Calentamiento _____

Entrenamiento de fuerza

Ejercicio	Colocar	1	2	3	4	5	6	7
	repeticiones							
	Peso							
	repeticiones							
	Peso							
	repeticiones							
	Peso							
	repeticiones							
	Peso							
	repeticiones							
	Peso							
	repeticiones							
	Peso							
	repeticiones							
	Peso							
	repeticiones							
	Peso							

Cardio

Ejercicio	calorías	Distancia	Tiempo
_____			
_____			
_____			
_____			

Consumo de _____
agua

Enfriarse _____

Sentimiento ☆☆☆☆☆

notas

Metas para hoy_____ (L) (M) (M) (J) (V) (S) (D)

grupo muscular _____ Peso _____ Fecha y _____
hora
Estirar ◯ Calentamiento_____

Entrenamiento de fuerza

Ejercicio	Colocar	1	2	3	4	5	6	7
	repeticiones							
	Peso							
	repeticiones							
	Peso							
	repeticiones							
	Peso							
	repeticiones							
	Peso							
	repeticiones							
	Peso							
	repeticiones							
	Peso							
	repeticiones							
	Peso							
	repeticiones							
	Peso							

Cardio

Ejercicio	calorías	Distancia	Tiempo

Consumo de _____
agua

Enfriarse _____

Sentimiento ☆☆☆☆☆

notas

Metas para hoy_____ Ⓛ Ⓜ Ⓜ Ⓙ Ⓥ Ⓢ Ⓓ

grupo muscular _____ Peso _____ Fecha y _____
hora
Estirar ◯ Calentamiento_____

Entrenamiento de fuerza

Ejercicio	Colocar	1	2	3	4	5	6	7
	repeticiones							
	Peso							
	repeticiones							
	Peso							
	repeticiones							
	Peso							
	repeticiones							
	Peso							
	repeticiones							
	Peso							
	repeticiones							
	Peso							
	repeticiones							
	Peso							
	repeticiones							
	Peso							

Cardio

Ejercicio	calorías	Distancia	Tiempo
_____			
_____			
_____			
_____			

Consumo de _____
agua

Enfriarse _____

Sentimiento ☆☆☆☆☆

notas

Metas para hoy_____ (L) (M) (M) (J) (V) (S) (D)

grupo muscular _____ Peso _____ Fecha y _____
hora

Estirar ◯ Calentamiento_____

Entrenamiento de fuerza

Ejercicio	Colocar	1	2	3	4	5	6	7
	repeticiones							
	Peso							
	repeticiones							
	Peso							
	repeticiones							
	Peso							
	repeticiones							
	Peso							
	repeticiones							
	Peso							
	repeticiones							
	Peso							
	repeticiones							
	Peso							
	repeticiones							
	Peso							

Cardio

Ejercicio	calorías	Distancia	Tiempo

Consumo de _____
agua

Enfriarse _____

Sentimiento ☆☆☆☆☆

notas

Metas para hoy_____ Ⓛ Ⓜ Ⓜ Ⓙ Ⓥ Ⓢ Ⓓ

grupo muscular _____ Peso _____ Fecha y _____

Estirar ◯ Calentamiento_____ hora

Entrenamiento de fuerza

Ejercicio	Colocar	1	2	3	4	5	6	7
	repeticiones							
	Peso							
	repeticiones							
	Peso							
	repeticiones							
	Peso							
	repeticiones							
	Peso							
	repeticiones							
	Peso							
	repeticiones							
	Peso							
	repeticiones							
	Peso							
	repeticiones							
	Peso							

Cardio

Ejercicio	calorías	Distancia	Tiempo

Consumo de _____
agua

Enfriarse _____

Sentimiento ☆☆☆☆☆

notas

Printed in April 2023
by Rotomail Italia S.p.A., Vignate (MI) - Italy